LA
PHTISIE DU LARYNX
A CAUTERETS

PAR

LE DOCTEUR HENRI GUINIER

Agrégé de Montpellier, Médecin à Cauterets

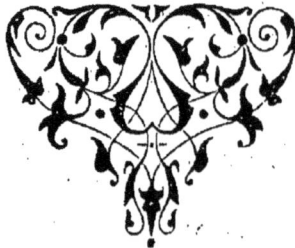

PAU

CAZAUX, IMPRIMEUR, LIBRAIRE, ÉDITEUR

24, PLACE DE LA HALLE, 24

—

RUE ST-MARTIN — CAUTERETS — PLACE ST-MARTIN, 2

LA

PHTISIE DU LARYNX

A CAUTERETS

LA

PHTISIE DU LARYNX

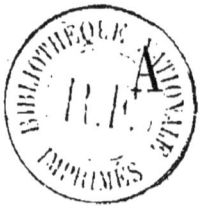

A CAUTERETS

PAR

Le Docteur HENRI GUINIER

Agrégé de Montpellier, Médecin a Cauterets

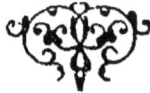

PAU

G. CAZAUX, IMPRIMEUR, LIBRAIRE, ÉDITEUR

24, PLACE DE LA HALLE, 24

—

SUCCURSALE A CAUTERETS, 2, PLACE St-MARTIN

—

LA

PHTISIE DU LARYNX

A

CAUTERETS

La question de l'emploi des *sulfureux*, et en
particulier des *eaux sulfureuses pyrénéennes*,
dans le traitement de la *tuberculose du larynx*,
est à l'étude parmi les laryngologistes. Il paraît
donc convenable que chacun, dans la mesure de
ses observations, apporte les documents utiles
qu'il possède.

M'occupant activement moi-même de laryngologie depuis 1860, c'est-à-dire depuis la première apparition du laryngoscope en France,
membre actif, depuis sa fondation, de la Société
française d'Otologie et de Laryngologie, souscrip-
teur et lecteur assidu de la *Revue mensuelle de
Laryngologie*, et vétéran de plus d'un quart de
siècle de la médecine thermale de Cauterets, la
grande station *sulfureuse* pyrénéenne où se rendent en si grand nombre, chaque été, les *maladies chroniques du larynx*, les plus variées et les
plus graves, je puis et je dois apporter mon

contingent personnel d'expérience spéciale ; et peut-être intéresserai-je mes lecteurs par la nouveauté des aperçus et l'encouragement réel que je donne au traitement de la maladie la plus désespérante pour le clinicien.

La question des *sulfureux* et des *eaux sulfureuses*, confondus dans un groupe thérapeutique commun, n'est pas aussi simple qu'on pourrait le croire à un premier et superficiel examen.

D'un côté, les Eaux minérales dites *sulfureuses* forment une grande famille d'agents thérapeutiques que l'observation traditionnelle démontre très dissemblables dans leur action : — ici, s'adressant plus spécialement aux maladies osseuses et articulaires ; là, puissamment favorables au traitement des lésions pulmonaires ; ailleurs, souveraines contre certaines formes de rhumatisme, de chorée ; ailleurs, efficaces dans la scrofule ; ailleurs, dans l'herpétisme ; ailleurs, dans les maladies utérines et tout leur cortège névrosique; ailleurs, dans la dyspepsie, dans l'anémie, etc ; — et cela, sans qu'il soit possible de remplacer l'une par l'autre les sources ainsi expérimentalement *spécialisées* dans leur action thérapeutique (de traiter, par exemple, aussi avantageusement une tumeur blanche à St-Sauveur ou à Eaux-Bonnes qu'à Barèges ou à Cauterets, une métrite catarrhale à Barèges qu'à St-Sauveur, etc).

D'autre part, les *sulfureux* proprement dits forment une famille chimique dont l'action thérapeutique individuelle est loin d'être définitivement fixée pour chacun de ses membres. En contact avec la muqueuse digestive ou avec la muqueuse respiratoire, appliqués directement sur la peau, le soufre et ses composés provoquent des réactions difficiles à comparer, plus difficiles encore à identifier et à soumettre à une influence de même nature. Il en résulte que le rapprochement que l'on a voulu établir entre l'action des *sulfureux* et celle des Eaux minérales dites *sulfureuses* est plus théorique que réelle ou fondée sur d'irrécusables observations. Bien plus, pour tous ceux qui regardent de près les faits cliniques observés auprès des sources minérales dites *sulfureuses*, le *soufre* et ses composés ont souvent des applications sans analogie avec celles de de ces sources remarquables, notamment avec celles des *eaux sulfureuses des Pyrénées,* et tout particulièrement enfin avec celles des *eaux sulfureuses de Cauterets*, plus spécialement visées dans les articles déjà publiés (1).

Il existe, sur ce sujet complexe et fort mal connu, de véritables légendes.

— Or, je le demande immédiatement, sans

(1) *Revue mensuelle de Laryngologie,* nº 12, 1884. — nº 2 et 7, 1885. — nº 6, 1888.

incriminer personne, si ceux-là même qui observent sur place, auprès des fontaines sulfureuses, ont tant de difficulté à débrouiller le problème, quelle autorité peuvent bien avoir, sur une question aussi spéciale, ceux qui n'ont même pas encore mis le pied dans une station sulfureuse pyrénéenne ? —

Ces légendes sont le résultat de la pauvreté des publications contemporaines sur les eaux sulfureuses, et surtout peut-être de l'abus que l'on fait de quelques écrits de valeur, visant telle station ou telle source déterminée, que l'on a le tort d'appliquer à l'histoire médicale de *toutes* les sources sulfureuses indistinctement.

Parmi ces écrits, d'ailleurs assez nombreux mais trop peu connus, ceux des frères Bordeu, dans le siècle dernier, et ceux de Pidoux, dans l'ère contemporaine, ont surtout servi de thème à la plupart des livres et des brochures qui inondent depuis vingt ans la presse médicale, et dont la majeure partie, hélas ! a été écrite plutôt pour recommander ou faire connaître le nom de l'auteur à son arrivée dans la station où il aspirait à se créer une clientèle productive, que pour apprendre quelque chose de vraiment scientifique au public médical.

Dans l'étude thérapeutique des *eaux sulfureuses*, on ne veut voir que l'action du *soufre* qui

sert à les caractériser ; et la plupart des *Manuels*
ou *Dictionnaires* d'eaux minérales ont contribué
à répandre cette prévention mal fondée. Mais il
faut bien le dire, l'*odeur* du soufre que présen-
tent ces eaux singulières a suffi pour les faire
nommer *sulfureuses* et pour leur conserver
empiriquement cette dénomination qui n'a aucune base scientifique. De là, une classification
déplorable, qui confond ensemble des médica-
ments thermo-minéraux naturels, souvent sans la
moindre analogie d'action.

« La source de nos erreurs, dit Condillac (1),
est dans l'habitude où nous sommes de raison-
ner sur des choses dont nous n'avons pas d'idée
ou dont nous n'avons que des idées *mal déter-
minées.* »

Les analyses chimiques démontrent bien cependant que le *soufre* est loin de prédominer dans la
composition des eaux dites *sulfureuses* ; et la clinique thermale constate, à son tour, que, dans
la même station, ce ne sont pas toujours les sources les plus *sulfureuses* qui sont les plus stimu-
lantes de l'innervation ; elles y sont quelquefois,
au contraire, les plus *sédatives.*

La grande station thermale de Cauterets nous
en présente un remarquable exemple.

(1) *Essai sur l'origine de l'entendement humain.*

Depuis 1714 jusqu'à nous, Borie, Bordeu, La-
baig, de Secondat, Thierry, Castetbert, Poumier,
Longchamp, Anglada, Fontan, Orfila, Latour,
Boulay, O. Henri, Balard, Béchamp, O. Réveil,
Filhol, Garrigou, Duhourcau, Byasson frères, se
sont successivement occupés de l'analyse chimique
des *eaux sulfureuses de Cauterets.*

On y a signalé tour à tour :

Les *acides :* sulfhydrique, chlorhydrique, sulfu-
rique, silicique, phosphorique, borique, iodhydri-
que, fluorhydrique, carbonique ;

Les *bases :* soude, potasse, magnésie, chaux,
oxyde de fer ;

La lithine, l'albumine, le fer, le manganèse, le
nickel, le cobalt, le cuivre, le plomb, l'arsénic,
l'antimoine, le mercure, le zinc, le brome, l'azote,
et enfin le *soufre* à l'état de monosulfure alcalin.

Toutes les eaux sulfureuses de Cauterets sont
alcalines. Cette alcalinité paraît due à la fois au
principe sulfureux à réaction alcaline, et aux car-
bonates et silicates à réaction également alcaline.

Or, il faudrait savoir, *pour chacune des sources
employées,* sous quelle forme, en quel état de composition ou de constitution isomérique, sous la
double influence du calorique et de l'électricité,
ces substances si multiples et si diverses sont ab-
sorbées par nos tissus, agissent sur nos organes
sains ou malades, sur nos fonctions à l'état phy-

siologique ou à l'état morbide : — autant de problèmes jusqu'à présent enveloppés de la plus complète obscurité.

Dès lors, comment pouvoir énoncer cette étonnante affirmation, que les *eaux sulfureuses* agissent par le *soufre* qu'elles contiennent ; et le soufre, pris à l'intérieur, même à faible dose, étant un *excitant* très énergique, *toutes* les eaux sulfureuses sont *excitantes* et *congestives* (1) ?

S'il est vrai que le *soufre* a des propriétés manifestement *excitantes*, ce n'est certes pas par leur *soufre* qu'agissent les eaux sulfureuses de Cauterets par exemple, puisque la plus sulfureuse de toutes, le *Petit-Saint-Sauveur*, est incontestablement *hyposthénisante, calmante, antiphlogistique*, tout comme l'eau *sulfureuse* de *Saint-Sauveur-de-Luz* si réputée par son action *sédative*.

« Il est à remarquer, dit Filhol, que le bain de *Saint-Sauveur* est plus riche en sulfure de sodium que celui de *la Reine*, à Luchon. Ainsi il contient pour 300 litres 6 grammes 300 de sulfure, et celui de *la Reine* 5 gr. 875 ; cependant le premier *calme*, tandis que le second *excite*. »

Ce qui n'empêche pas Constantin James, après avoir cité dans son *Guide pratique des Eaux minérales* (1860, 4e éd., p. 79) la remarque de

(1) *Revue mensuelle de Laryngologie*, 1888, p. 358.

Filhol ci dessus mentionnée, de soutenir cette opinion, inacceptable puisqu'elle est en contradiction avec les faits, que l'action *excitante* des eaux sulfureuses pyrénéennes est proportionnelle à leur principe sulfureux (p. 79 et *passim*).

Pour rester dans le sujet, et sans sortir de l'importante station thermo-sulfureuse de Cauterets, il est urgent de faire ressortir que parmi les *onze* source *sulfureuses* si remarquables qui alimentent ses huit établissements thermaux, et dont chacune jouit d'une antique et fort légitime réputation pour les maladies chroniques les plus dissemblables, il n'y a guère que la fontaine *Raillère* qui présente une action thérapeutique spéciale, vraiment élective, en quelque sorte spécifique, sur le *larynx* et ses maladies chroniques, la *tuberculose* comme les autres.

Et comment attribuer au *soufre* la prépondérance, dans l'action salutaire si singulière de cette eau minérale contre les lésions laryngiennes, alors que cette eau contient à peine *seize milligrammes* par litre (ou mille grammes) de monosulfure (tandis que l'eau de la buvette de *César*, à Cauterets, en contient *vingt-trois* milligrammes et celle des *Espagnols*, *quinze* milligrames), et que nos tuberculeux ne consomment que *cinquante à cent* grammes par jour, en boisson, de cette eau de *Raillère* ?

Or, si, dans la seule station thermale de Cauterets, il n'y a guère qu'*une* source *sulfureuse* sur
onze applicable à la *phtisie du larynx*, comment
pouvoir confondre, en tant que moyens curateurs
de la tuberculose laryngée, toutes les sources
connues, et les jeter dans le même sac thérapeutique, sous la dénomination commune de
sulfureux? Serait-il donc indifférent d'envoyer
un tuberculeux à l'une quelconque des stations
thermales sulfureuses connues ou même à l'une
quelconque des sources sulfureuses de ces stations thermales (en admettant que l'indication
des *sulfureux* fut admise dans son cas)? Poser
la question en ces termes n'est-ce pas en faire
toucher du doigt toute la difficulté?

On ne saurait donc se servir des mots *sulfureux, eaux sulfureuses*, dans la thérapeutique
de la *tuberculose du larynx*, sans y apporter les
plus larges restrictions, encore moins envisager le
soufre comme le principal ou unique agent d'action des eaux *thermo-minérales* (dites *sulfureuses*) dont la réputation contre les lésions chronique du larynx s'appuie sur des milliers de faits
publiquement observés,—proscrire enfin ces eaux
minérales de la thérapeutique des maladies chroniques du larynx, à cause de la prétendue action
excitante et *congestive* de leur *soufre*, quels que
soient sa dose, son état isomérique, ses combi-

naisons, ses antagonistes neutralisants, dans le médicament thermal utilisé.

Ainsi limité, le champ de l'observation scientifique devient singulièrement précis, et il n'est plus permis, par exemple, de placer sans quelque restriction, parmi les *sulfureux*, l'eau dite *sulfureuse* de la *fontaine Raillère*, à Cauterets.

Cette eau thermo-minérale est en réalité un *médicament naturel* très complexe, *sui generis*, difficilement comparable à d'autres agents médicinaux du même ordre; et c'est par l'observation qu'il faut étudier l'action curative très spéciale de ce médicament naturel, selon qu'il est employé à l'intérieur, en boisson, ou à l'extérieur, en bains, gargarismes, etc.

A l'intérieur, *en boisson*, l'eau de *la Raillère* est stomacale et reconstituante au premier chef; elle stimule directement la vie nutritive; et celui qui en fait usage ne tarde pas à sentir ses forces renaître, sa digestion s'améliorer, et sa vie organique lui donner ces sensations de bien être et de renouveau que procure la convalescence d'une maladie aigüe, grave et longue.

Cette action reconstituante est surtout appréciée par les malades les plus affaiblis et les plus gravement atteints; nos malheureux *tuberculeux* sont ceux qui en éprouvent le plus tôt et le plus profondément la salutaire influence.

Cette singulière stimulation de la vie nutritive a été d'abord observée chez les bestiaux au pacage, buvant à cette fontaine, à l'origine de sa découverte ; les vétérinaires du pays y font boire encore sous nos yeux, chaque été, chevaux et juments, et le Haras de Tarbes y envoie depuis longtemps ses étalons fatigués. Or, les animaux n'ont jamais fait et ne font encore usage à Cauterets que de l'eau de la *Raillère* seule, à l'exclusion des autres fontaines locales, également *sulfureuses,* et quelques-unes plus anciennes. Pourquoi cette sélection, si l'eau de la Raillère n'avait pas des propriétés notoirement *spéciales*?

A l'extérieur, *en bains*, l'eau de *la Raillère* stimule les centres nerveux par les réflexes cutanés; et pourtant elle exerce une action sédative évidente sur la peau, par exemple dans l'eczéma humide. J'ai vu, chez des femmes ayant dépassé l'âge critique, des eczémas vulvaires étendus et fort incommodes, annuellement amendés de la manière la plus complète par quelques bains de la *Raillère.*

Concurremment employée à la fois à l'intérieur et à l'extérieur, l'eau de la *Raillère* modifie de la manière la plus favorable toutes les lésions chroniques des voies respiratoires, parmi lesquelles les lésions chroniques du *larynx*, du *gosier* et du *nez*, occupent une place très importante.

2

La spécialité et l'énergie d'action de l'eau de la *Raillère* est telle que, malgré des obstacles matériels de diverse nature, tel que son éloignement des habitations, malgré la concurrence qu'ont cherché, de tout temps, à lui faire, à Cauterets même, d'autres fontaines plus à portée et mieux disposées, les thermes de la *Raillère* ont vu constamment grandir leur clientéle ; ils restent encore, sous nos yeux, l'établissement le plus estimé et le plus fréquenté des huit établissements du même genre de la station.

En résumé, on ne saurait confondre thérapeutiquement l'eau de la *Raillère* avec toutes les eaux dites *sulfureuses* actuellement connues, pas même avec *toutes* les eaux Pyrénéennes de cette classe, pas même enfin avec ses congénères à Cauterets. On ne saurait de plus ne pas distinguer l'action de l'eau de la *Raillère*, selon qu'elle est utilisée à l'intérieur (en boisson), ou à l'extérieur (en bains, gargarismes, etc.); les indications à remplir par ces divers modes d'emploi, sont évidemment différentes. On ne saurait donc rester dans les généralités à propos de cette fontaine singulière, et lui attribuer, par exemple, l'action attribuée aux *sulfureux* (expression d'ailleurs bien vague et bien peu scientifique). Ce serait, sans le moindre doute, s'exposer à des confusions inévitables, à des contradictions incessantes de la part des faits cliniques bien observés, en un mot, aboutir à des assertions sans base sérieuse et par conséquent sans autorité.

Dans toute cette étude un peu trop confuse de thérapeutique hydro-minérale *sulfureuse*, il est une expression dont on abuse souvent en l'appliquant indifféremment à toute action curative par les eaux sulfureuses Pyrénéennes, c'est le mot *excitation* et l'idée qui s'y rattache.

« Un grand nombre d'erreurs et la plupart des disputes, dit Locke (*Essai sur l'entendement humain*), proviennent de l'abus que nous faisons des *mots* et de la mauvaise signification que nous leur attribuons. »

De ce que le *soufre* est un *excitant*, de ce que les sources les plus réputées des Pyrénées sont appelées *sulfureuses*, de ce que ces eaux *stimulent* le plus souvent l'organisme et provoquent de sa part des *réactions* salutaires qui ne sont que la mise en jeu de la *force médicatrice*, on ne veut voir que de l'*excitation* dans toute action thérapeutique thermo-sulfureuse naturelle, demandée aux sources des Pyrénées.

On confond ainsi l'*excitation congestive*, véritable acte morbide, avec la simple *stimulation* qui n'est qu'un acte physiologique ; et cette confusion empêche de voir des phénomènes tout à fait distincts, des plus intéressants à observer et expliquant très bien les erreurs commises, les

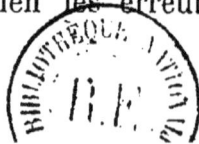

déplorables résultats quelquefois obtenus, et les interprétations qui peuvent en résulter.

Donnons quelques exemples justificatifs.

De ce que *certaines* sources sulfureuses pyrénéennes agissent électivement sur la peau et produisent la *poussée,* les uns se sont imaginé, d'après les excellentes descriptions données de la *poussée* par les observateurs sagaces qui l'ont étudiée directement dans son lieu d'origine, dans son domicile réel, que *toute* cure thermo-sulfureuse pyrénéenne devait, pour guérir son malade, produire également la *poussée.* — Première et grave erreur qui a entraîné pas mal de méfaits dans la pratique thermale de quelques débutants novices.

De ce que *certaines* sources sulfureuses pyrénéennes réveillent des actes pathologiques assoupis par la chronicité, provoquent un état morbide aigu, opèrent, dans quelques cas déterminés, une stimulation congestive, laquelle, poussée jusqu'à l'abus, devient une véritable *excitation,* analogue à *la poussée,* mais s'adressant plutôt aux organes et appareils du centre qu'à l'appareil périphérique ou cutané et traduisant son degré d'action favorable par un mouvement fébrile réel (*fièvre thermale),* les autres se sont imaginé, d'après les excellentes descriptions données de la *fièvre thermale* par les observateurs sagaces qui l'ont étudiée directement dans son lieu d'origine, dans son domicile réel, que *toute* cure thermo-sulfureuse pyrénéenne devait, pour guérir son malade, produire également une *fièvre thermale*. — Deuxième et plus grave erreur qui a entraîné pas mal de méfaits dans la pratique thermale de quelques autres débutants novices.

De ce que Pidoux a écrit, après l'avoir nombre de fois observé, que l'*hémoptysie thermale* est commune aux *Eaux-Bonnes*, mais qu'il n'y a pas lieu de s'en effrayer même chez les tuberculeux, on s'est généralement imaginé que l'*hémoptysie* était la suite obligée de toute cure thermo-sulfureuse pyrénéenne, chez toute poitrine délicate, et l'on a, par exemple, tenu éloignés de Cauterets des hémoptoïques qui y auraient vu tarir leur crachement de sang (comme j'en possède de nombreux exemples dont quelques-uns ont été publiés), et des tuberculeux chez lesquels on redoutait de provoquer des congestions hémorragiques sur les poumons, et qui en auraient, au contraire, prévenu, par une sage cure thermale, la funeste possibilité.

Il est encore un ordre d'idées dont la généralisation dans l'étude des Eaux sulfureuses Pyrénéennes est l'origine d'une foule de malentendus parmi ceux qui ne pratiquent pas auprès de ces sources médicamenteuses

On sait que les vieilles plaies, les plaies atoniques, sont avivées par les bains de certaines
sources sulfureuses, et trouvent leur guérison
dans leur passage de l'état chronique à l'état aigu.
C'est l'histoire thérapeutique des *plaies d'arque-*
busade dont la guérison a fait la renommée des
plus anciennes des sources sulfureuses Pyrénéennes. — Il en est de même pour certaines dartres
atoniques.

De là, l'idée théorique trop répandue que, pour
guérir une maladie chronique quelconque aux
Eaux sulfureuses, il faut y ramener cette maladie
à l'état aigu. Cette théorie, soutenable, de par
l'observation, pour quelques faits chirurgicaux,
a été, sans plus de réflexion, transportée dans le
domaine de la médecine interne.

Ses partisans, parmi les médecins thermaux,
n'ont pas tardé à s'apercevoir de leur erreur ; et
les déplorables résultats obtenus dans des cas
trop nombreux (spécialement dans la cure thermale des maladies chroniques de la poitrine) leur
ont fait promptement abandonner une méthode
aussi incendiaire. Ils en sont même retombés
dans une pratique opposée, dont la timidité est
trop souvent poussée jusqu'à l'absurde. La médication thermo-minérale ne produit alors et ne
peut produire aucun effet. Mais ce n'est pas avec
des faits négatifs que s'est établie la réputation
spéciale si bien méritée par certaines sources
sulfureuses.

Quant aux médecins qui ne connaissent que de loin la thérapeutique thermale Pyrénéenne, la plupart croient de bonne foi, d'après des lectures classiques incomplètes, que, pour guérir une maladie chronique interne par les Eaux sulfureuses, il faut la ramener *toujours* à l'état aigu. De là, leur réserve, fort légitime en vérité dans bien des cas, principalement dans la tuberculose et en particulier dans la phtisie laryngée ; de là, leur refus quelquefois regrettable d'envoyer à *certaines* Eaux sulfureuses des malades qui en auraient tiré le meilleur profit.

Certes, en effet, quelque *substitutive* que la théorie la suppose, toute irritation déréglée, toute congestion, c'est-à-dire tout acte morbide, provoqué dans une lésion aussi délicate que celle d'un larynx tuberculeux, n'est et ne peut être qu'un coup de fouet dangereux, destiné à précipiter au lieu de la ralentir la marche fatale de la maladie.

Aussi je ne suppose pas qu'il existe un seul médecin, thermal ou non, qui ne souscrive à cette affirmation : « jamais à mon avis, il ne peut être utile pour un malade (atteint de tuberculose laryngée) de ramener à l'état aigu une affection chronique aussi grave (1) ».

Mais la théorie de *l'irritation substitutive* est

(1) *Revue mensuelle de laryngologie* - 1884 - n° 12 p. 405.

sans application aux faits *médicaux* délicats qui
fréquentent tous les ans avec le plus grand avan-
tage les sources sulfureuses les mieux connues des
Pyrénées ; et je ne crois pas qu'il existe un seul
médecin, digne de ce nom, qui la mette en pratique, dans une cure thermale de maladie chronique
des voies respiratoires, par exemple. Après deux
ou trois ans de pratique locale, lorsque l'observation *sur place* est venue lui apprendre l'usage
expérimental de la source minérale qu'il emploie,
il se voit obligé de laisser ses théories dans les
livres et de se borner à suivre la pratique traditionnelle. Et malheur aux pauvres malades qui
tombent, dans un établissement d'Eaux minérales,
entre les mains d'un théoricien ; ils sont alors
exposés à *ne pas supporter les Eaux,* selon l'adage
consacré par la routine des empiriques de parti
pris.

Non, l'action élective de certaines sources sulfureuses des Pyrénées sur les organes respiratoires
ne s'exerce pas par *irritation substitutive. L'irritation,* comme *l'excitation,* est un acte morbide ; la *stimulation* est un acte physiologique.
Il y a là une distinction très importante, in-
dispensable à qui veut comprendre l'influence
salutaire, trophique et résolutive, des sources sulfureuses Pyrénéennes, renommées dans la cure
des maladies chroniques de nature délicate et
grave, telle que celle des maladies du larynx et de la

poitrine. — C'est sur des faits nombreux, incontestables, et non sur des théories discutables qu'est fondée cette renommée ; les insuccès, loin d'en détourner les malades, doivent seulement rester pour eux une leçon de prudence, et, pour leur médecin, un motif d'études plus attentives. Ce ne sont jamais les Eaux qui sont en défaut, c'est uniquement la manière de les appliquer.

En 1871, Armieux (de *Barèges*) a écrit un excellent chapitre sur l'action des eaux minérales sulfureuses pyrénéennes et sur celle des eaux de *Barèges* en particulier.

Les grandes analogies, on pourrait même dire la similitude, qui, en bien des points, confondent l'action thérapeutique spéciale de *Cauterets* et de *Barèges*, — analogies et similitude signalées par tous les auteurs expérimentés et d'une autorité compétente, dès les écrits les plus anciens (1714 à nos jours) sur cette si remarquable région hydro-minérale des Pyrénées, — donnent une grande valeur aux observations d'Armieux par rapport à ce qui s'observe également à *Cauterets*.

Armieux distingue, soigneusement et en praticien consommé, la *stimulation physiologique* et l'*excitation pathologique*.

Pour moi, comme pour Armieux, les eaux *sulfureuses* de la région Barèges-Cauterets ne sont *excitantes* et *congestives* qu'entre les mains de ceux qui ne savent pas s'en servir. La *stimula-tion physiologique* par les eaux de Cauterets (en particulier par la fontaine *Raillère*) réveille les fonctions générales de nutrition affaiblies par la dyscrasie ou la diathèse; elle préside aux crises salutaires qu'on observe si fréquemment pendant les cures thermales bien conduites, et dont les plus communes se traduisent par des modifications de quantité ou de qualité, dans les urines, les sueurs ou les crachats. C'est la *stimulation physiologique,* qui, poussée à son summum, produit, chez les baigneurs, ces lassitudes, ces courbatures, ces maux de tête légers, ces embarras gastriques embryonnaires, ces irrégularités des selles (diarrhée ou constipation), ces agitations nocturnes, ces insomnies insolites, etc., dont ils se plaignent si fréquemment, et qui cédent toujours à une courte suspension de la cure thermale, avec ou sans addition de quelques émollients ou antispasmodiques légers.

Ces incidents de réaction *physiologique* doivent être surveillés de près. Poussés trop loin, ils peuvent devenir *pathologiques;* et alors ils rentrent dans l'*excitation congestive* qui doit être soigneument évitée.

C'est à l'expérience et à la sagacité du médecin thermal à savoir maintenir cette *stimulation* dans la limite thérapeutique.

A Cauterets, ces phénomènes de stimulation se manifestent aussi particulièrement sur les organes malades.

Chez les *rhumatisants*, ce sont de légères douleurs, soit dans la partie précédemment atteinte, soit ailleurs (sources du *Bois*, des *Espagnols*, du *Pré*).

Dans les *maladies du foie*, ce sont des sensations de pléthore dans l'organe hépatique (sources *Mauhourat*, *les Œufs*, *César*, *Raillère*).

Dans les *maladies des reins*, ce sont des dépôts divers charriés par les urines (sources *Mauhourat*, *les Œufs*).

Dans les *maladies de l'estomac* et de l'*intestin*, ce sont des modifications évidentes dans les digestions et dans la fonction stercorale (sources *Mauhourat*, *les Œufs*, *César*, *Raillère*).

Dans les *maladies de poitrine*, ce sont des changements très appréciables dans la toux et dans l'expectoration (sources *Raillère*, *César*, *Mauhourat*).

Dans les *maladies du larynx* enfin, ce sont des transformations de couleur et d'aspect de la muqueuse intra-laryngienne dont le laryngoscope permet de suivre chaque jour les progrès (sources *Raillère*, *Mauhourat*).

Mais, dans tous ces cas si divers, tout se borne à des phénomènes de *stimulation physiologique* à tendance notoirement *favorable*.

A Cauterets, l'*excitation pathologique* n'est jamais la conséquence d'une cure thermale bien disciplinée ; elle provient toujours de l'abus des eaux ou de leur application intempestive ou maladroite ; elle est aussi le plus souvent la conséquence des excès, des imprudences ou de l'indocilité des clients.

A Cauterets, la *poussée*, la *fièvre thermale*, l'*hémoptysie thermale*, n'existent pas dans les cures thermales bien dirigées. Quand elles se produisent, elles sont un *accident* et non un *procédé thérapeutique*. Elles sont toujours dues à un *état pathologique* provoqué par l'abus des eaux, les écarts de régime, les influences climatériques ou l'indocilité des baigneurs.

Le contraire ne saurait être que des exceptions.

Observons d'ailleurs que *l'abus des eaux*, par exemple, varie nécessairement avec chaque individu.

Tel abusera des eaux avec la moitié de la dose d'action nécessaire à la cure de son voisin.

L'abus des eaux est donc en rapport direct avec l'impressionnabilité nerveuse, avec le plus ou le moins de résistance à l'action thermo-minérale. L'âge, le sexe, la race, le tempérament, l'idiosyncrasie du baigneur, son état de santé, le degré et la nature de sa maladie, la spécialité de la lésion anatomique, sont autant d'éléments à consi-

dérer dans la mesure de l'action thermo-minérale
à développer au cours d'une cure thermale.

D'où il résulte que *l'abus des eaux* n'est pas
tant dans la *dose* de l'eau sulfureuse, employée en
boisson ou autrement, que dans la manière d'en
manier l'action thérapeutique au cours d'une
cure thermale.

La stimulation générale nerveuse, il faut le ré-
péter avec insistance, — quelquefois la stimulation
locale, comme dans la phtisie laryngée, — est
nécessaire, utile; mais elle doit rester modérée.
Elle doit être *maniable*, rester à la discrétion du
médecin thermal, comme un train lancé soumis
à la main du mécanicien. Poussée trop loin, elle
s'émancipe rapidement; elle peut alors se transformer en *excitation*, et donner lieu à des phénomènes congestifs (surtout dans la tuberculose du
larynx), difficiles à régler et susceptibles de devenir
dangereux.

Savoir rester dans de sages limites est loin d'être
toujours difficile; et ce n'est jamais impossible. C'est
là le secret du praticien le plus heureux dans les
cures thermales dont la direction lui est confiée.

On arrive ainsi à se convaincre que les eaux
sulfureuses de Barèges et de Cauterets aboutissent
en définitive à de la *sédation* et non à de l'*excitation*, quand elles sont maniées avec prudence et
sagacité.

Que penser, après ce trop court exposé, des cures thermales de *tuberculose-laryngée*, dans lesquelles l'influence de la boisson des sources les moins spéciales est mêlée, sans discernement ni méthode, à une action topique violente (pulvérisation, humage, gargarismes quotidiens), à des bains minéraux, à des douches ; et tout cela utilisé sans règle, sans surveillance médicale, avec cet empirisme candide que chacun répudie, mais que tout le monde emploie plus ou moins, par imitation ou par simple complaisance pour les exigences irréfléchies des malades ?

— Comme si une cure thermale par une eau sulfureuse Pyrénéenne devait avoir toujours la même formule, quelles que puissent être les conditions personnelles du malade et de sa maladie.

— Comme si l'usage d'un médicament naturel, tel que celui que représente chacune des sources sulfureuses réputées de cette importante région thermo-minérale, pouvait se soustraire aux règles thérapeutiques qui président à l'emploi de tout médicament naturel, tel que l'opium, le quinquina, la belladone, etc., remèdes sûrs et héroïques entre des mains familiarisées à leurs applications médicinales, poisons dangereux entre des mains ignorantes ou incapables de mesurer leur salutaire influence.

A Cauterets, les meilleures cures se passent sans tumulte, sans réaction tapageuse, dans le

silence de l'économie (Bordeu). Toutes les cures
thermales instituées pour combattre une maladie
chronique grave de la poitrine et du larynx, une
dyscrasie maligne telle que la *tuberculose*, sont
dans ce cas. Le médecin thermal s'y attache à *discipliner* la rénovation nutritive, résultat envié
de toute cure importante. En réparant la mi-
sère physiologique de l'organisme, cette *rénovation nutritive* de l'individu donne aux tissus
malades une puissance de vitalité capable de résister à l'infection bacillaire ; elle *stérilise* le terrain organique qui devient réfractaire au développement et à la prolifération du bacille.

Or, il est d'observation que cette rénovation
nutritive obtenue par la cure thermale de Cauterets (c'est-à-dire, en d'autres termes le retour à
la santé) s'opère mieux et plus sûrement, dans
le calme d'une élaboration médicatrice naturelle
et doucement progressive, que dans le tumulte
d'une bataille thérapeutique chanceuse qui laisse
malheureusement après elle des morts et des
blessés.

Observation: Je n'oublierai jamais l'impression
que me produisit l'une de mes premières explo-
rations laryngoscopiques, à Cauterets. Un de mes
confrères les mieux posés de la station, où il avait
une excellente clientèle, voulut bien me consulter
pour deux jeunes religieuses institutrices dont il di-
rigeait la cure thermale. Arrivées avec tous les si-

gnes d'une grande excitabilité de la gorge et du
larynx, d'une constitution et d'un tempérament fort
délicats, ces deux malades, très fatiguées, buvaient,
se baignaient chaque jour, mais surtout se livraient
avec conviction à la pratique de la pulvérisation alors
à ses débuts et dont il commençait à être de mode
un peu partout de prescrire l'usage à tout larynx
écloppé. Depuis le début de la cure, les choses
allaient de mal en pis : la toux se faisait fatigante,
surtout la nuit ; la voix avait à peu près disparue ;
l'appétit et le sommeil devenaient nuls. Le laryngoscope, employé chez ces malades pour la première
fois, me permit, à l'aide de la lumière solaire, de
montrer clairement à mon confrère une muqueuse
pharyngo-laryngienne d'un rouge vif, fortement con-
gestionnée, qui ne réclamait que du repos. La cure,
arrivée déjà au 10e ou 12e jour, fut momentanément
suspendue ; les applications locales (pulvérisations,
etc.) furent abandonnées ; et un traitement thermal
mieux réglé conduisit lentement les deux jeunes
malades à une amélioration dont je n'ai pas connu
les suites.

C'est qu'il ne suffit pas de s'installer dans une
station thermale réputée pour y devenir, du soir
au lendemain, un clinicien consommé, pour y
acquérir le droit et l'autorité d'y formuler des
lois ou d'y affirmer une opinion expérimentale légitime. Ce n'est pas toujours celui qui parle le
plus haut et le plus fort qui mérite d'être le mieux
écouté.

Certes je ne veux incriminer qui que ce soit,

encore moins faire la leçon à personne; mais il me sera bien permis de le dire :

Depuis l'invasion, dans nos établissements thermaux, de cette médecine turbulente qui ne veut voir que le siège anatomique du mal, et accumule, dans la cure thermale, les topiques sous toutes les formes (pulvérisation, humage, etc.), il se commet assez d'imprudences, dans les cas graves et délicats, pour que quelques désastres en soient la conséquence. La vieille pratique traditionnelle des maladies de la gorge par la boisson, les gargarismes et les bains, fait place de plus en plus à une pratique nouvelle des plus compliquées qui ne laissera bientôt plus au malheureux baigneur le temps de faire sa correspondance. Dès lors, comment s'étonner qu'en irritant par une gymnastique quotidienne forcée des organes qui ne demandent que le repos le plus absolu, on arrive à des résultats différents de ceux qui ont créé l'antique réputation de nos sources Pyrénéennes? Que de clients arrivent aux stations thermales avec une formule balnéaire toute faite, en tête de laquelle figure fatalement la prescription de tous les moyens locaux de l'outillage moderne prétendu perfectionné. Tandis que nos salles de bains se désertent, chaque année un peu plus, ce sont nos salles de pulvérisation et de humage qui deviennent trop étroites. — J'ai signalé, depuis longtemps, le danger de ces changements, trop généralisés dans nos habitudes thermales, et j'ai aussi appelé l'attention sur les réactions tardives ou *secondaires* de la muqueuse des voies respiratoires sous l'influence des sources qui leur sont spéciales.

Cette réaction *secondaire* ne se montre qu'après assimilation par l'économie du médicament pris *en boisson*, c'est-à-dire quelques semaines après le début de la cure thermale ; mais elle peut être amenée plus tôt par l'emploi simultané trop abusif de l'application locale du médicament thermo-minéral, qui agit alors mécaniquement sur un organe déjà profondément débilité.

Dans les cas d'angine chronique commune, cette réaction secondaire est rarement à craindre ; elle rappelle de loin l'*avivement* des *plaies d'arquebusade*, et devient le signe d'une guérison durable ; mais dans les lésions laryngiennes de mauvaise nature, et spécialement dans la tuberculose du larynx, elle peut avoir des conséquences bien différentes.

C'est cette réaction secondaire dont le praticien doit connaître et mesurer d'avance autant que possible le degré, d'après son expérience clinique ; c'est elle, dont il doit se préoccuper, surtout dans ses prescriptions thermales quotidiennes en graduant celles-ci selon les indications spéciales du cas particulier (âge, sexe, tempérament du sujet ; degré de la lésion et nature de

la maladie). Les topiques gutturaux doivent être
surtout entre ses mains l'objet d'une surveillance
de tous les instants. En ajoutant une fatigue locale à l'influence thérapeutique *élective* lentement déterminée par le médicament hydro-miné-
ral absorbé en boisson, les agents balnéaires
locaux, par la gymnastique spéciale qu'ils provoquent dans des tissus altérés, peuvent déranger
les phénomènes trophiques sollicités par la cure
elle-même et empêcher l'action résolutive qui doit
en être, en définitive, la conséquence naturelle.

C'est trop souvent pour ne pas avoir tenu
compte de cette réaction secondaire, que l'on
voit les cures thermales de la phtisie laryngée,
commencées sous les meilleurs auspices, changer
rapidement de nature et ne donner que des désastres, là, où un peu plus de prudence dans
l'action et un peu plus de science clinique auto-
risaient les meilleures espérances et auraient
conduit à d'excellents résultats. Dans ces cures
délicates, il faut savoir s'arrêter à temps, — suspendre le médicament thermal, sans attendre des
phénomènes de réaction trop accusés, sans se
laisser séduire par une amélioration qui n'est
que le premier acte d'une évolution qu'il faut
toujours discipliner avec la plus rigoureuse attention.

Je parle, ici, bien entendu, de ce que je vois,

à Cauterets, me gardant bien de généraliser, et d'attribuer à d'autres sources sulfureuses les résultats que j'observe avec celles que j'emploie. C'est pour ne pas assez tenir compte de la *spécialité d'action* de chaque source étudiée que la médecine thermale reste encore dans une inextricable et bien déplorable confusion. C'est surtout ici que les généralisations prématurées sont dangereuses par les erreurs qu'elles propagent et par les obscurités qu'elles épaississent dans l'esprit des praticiens débutant dans une station sulfureuse.

A Cauterets, par exemple, la médecine thermale est, à mon avis, la plus difficile de toutes. Elle exige la notion bien complète des lois naturelles hygides et morbides qui régissent l'organisme humain, la connaissance approfondie de la pathogénie des maladies chroniques, de leur marche, de leurs métamorphoses et surtout de leurs terminaisons, soit par une solution spontanée, soit par une évolution thérapeutiquement provoquée.— Il ne suffit pas ici de connaître le microbe de telle ou telle dyscrasie, de telle ou telle altération chronique de nos tissus ; il importe, avant tout, de bien connaître le terrain organique de prolifération et les conditions d'existence de ce microbe au sein de nos tissus ; il faut posséder des idées exactes sur les influences susceptibles de favoriser cette éclosion et cette prolifération morbides, de les atté-

nuer ou surtout de les détruire ; et c'est, selon
moi, dans l'étude de la vie nutritive et de ses cu-
rieuses réactions sous l'action des Eaux-miuérales
que le médecin praticien peut le mieux arriver à
quelque lumière dans ce difficile problème de pathogénie.

J'ai mis moi-même, depuis 1862, de longues
années à débrouiller le chaos de l'application des
nombreuses et importantes fontaines médicinales
de Cauterets à la cure des maladies chroniques
si multiples et si variées qui viennent, tous les
ans, leur demander un soulagement et, plus souvent qu'on ne pense, une véritable guérison. Je
confesse en toute simplicité mon incapacité...
relative, mon insuffisance et ma paresse d'esprit ;
mais, arrivé à Cauterets dans ma virilité médicale,
avec un bagage scientifique lentement acquis dans
les concours pour l'enseignement supérieur des
Facultés de Médecine, dans des cours publics
divers, longtemps professés à Montpellier, dans
les services hospitaliers dont j'ai eu la direction,
je puis affirmer que j'ai mis le plus grand zèle à
étudier sur place le difficile problème, alors tout
nouveau pour moi, de la thérapeutique thermale,
spéciale à Cauterets. J'y étais d'autant plus inté-
ressé que j'avais à en faire usage pour ma propre
santé, fort avariée à cette époque lointaine. Une
importante clientèle m'a permis, dès l'origine de
ces études, des observations comparatives fort

instructives. J'ai sans doute commis moi-même, mais j'ai vu aussi commettre autour de moi pas mal de fautes. N'est-ce pas ainsi que se forment les bons médecins ? Mais j'en suis arrivé certainement à mieux voir et à mieux pratiquer. En tout cas, je ne crois pas avoir encouru le reproche d'avoir écrit trop tôt ou d'après des jugements prématurés.

Que le lecteur me pardonne de me mettre ainsi en scène. J'y suis bien obligé, puisque je suis en contradiction avec des confrères distingués, sur des interprétations malheureusement trop répandues parmi ceux qui vivent éloignés des thermes sulfureux pyrénéens et qui ne les connaissent que de seconde main.

Cela dit, examinons le point où en est arrivée la question de l'*emploi des sulfureux* ou plutôt *des eaux sulfureuses de Cauterets dans la tuberculose laryngée.*

Une remarque préalable est, ici, nécessaire. Les *tubercules du larynx* sont généralemant envoyés aux Eaux sulfureuses (à Cauterets en particulier), à une période trop avancée de la maladie, après avoir épuisé toutes les ressources de la thérapeutique ordinaire. Malgré ces conditions défavorables, les résultats sont tels que la clientèle des *maladies graves du larynx* s'est accrue, à Cauterets, depuis le commencement du siècle, dans des proportions fort remarquables ; et, dans cette clientèle spéciale, la *tuberculose du larynx* figure pour une large part.

Mais ces maladies chroniques n'y guérissent pas toutes ; les tubercules du larynx s'y aggravent quelquefois, dit-on.

Nous ne le contredisons pas. Mais cela ne dépend-il pas de la manière dont la cure thermale a été dirigée ? — Est-on bien sûr que les malades font toujours (à Cauterets comme ailleurs), une cure intelligente, bien appropriée aux indications, d'une *durée suffisante,* enfin sagement et sagacement conduite ?

Qui pourrait l'affirmer ? Tant de causes peuvent compromettre la cure thermale la plus sûre, sans compter l'indocilité et l'indépendance trop souvent indisciplinables des malades.

Mais on cite des cas ; on appelle en témoignage des noms ; on énumère des observations !...

On a publié des faits, à l'aide desquels on a voulu démontrer que des malades, atteints de phtisie du larynx, et venus à Cauterets, sont morts à leur retour des eaux, avec tous les signes d'une *congestion inflammatoire locale,* et qu'ils ont dû leur mort à la cure thermale.

De là pourtant à dire que les *sulfureux* (et, sous cette dénomination vraiment trop vague et inexacte, on comprend les *eaux sulfureuses de*

Cauterets et plus particulièrement l'eau de la *fontaine Raillère*) sont formellement contre-indiqués dans des cas analogues, il y a loin, selon moi.

El cependant, c'est là l'affirmation qui retentit à l'horizon laryngologique ; et l'on va jusqu'à formuler cette étrange règle :

« Les eaux sulfureuses (lisez l'eau de la *Raillère* de Cauterets) sont toujours vaines et *nuisibles* dans la *vraie phtisie laryngée* » (1).

Cette affirmation restera peut-être moins absolue dans l'esprit de celui qui voudra bien parcourir avec impartialité la présente étude. — Je m'y abstiens, avec soin, comme on peut aisément s'en convaincre, d'y soulever aucune discussion personnelle. Les opinions et les faits, seuls, y sont en cause. Quant aux personnes de mes très distingués contradicteurs, ma seule ambition est d'en appeler de leur opinion *à distance* des sources sulfureuses, à leur opinion mieux éclairée par l'observation *sur place ;* et tout ce travail serait largement récompensé s'il obtenait de leur part cette expérimentation *locale* si nécessaire, dans une pareille controverse.

Il ne saurait suffire, en effet, de quelques faits (fussent-ils même nombreux), tous sortis du

(1) *Revue mensuelle de laryngologie,* 1884, nº 12, et 1888, nº 6, p. 359.

même moule, pour juger définitivement une question si délicate et si grave de pratique médicale.

Il faudrait savoir d'abord *en quel état* les malades sont arrivés à la station pyrénéenne incriminée (et plus spécialement à Cauterets), à quelle *période* et à quel *degré* de leur maladie, après quels *traitements*. Ces traitements préalables sont quelquefois incendiaires et rendent toute cure thermale sinon impossible, tout au moins fort difficile et même dangereuse.

Y aurait-il eu au moins un moyen préférable à la cure thermale restée infructueuse ? Et, si celle-ci est restée infructueuse, par exemple, parce qu'elle n'était plus que l'unique et dernière chance de salut, ne devient-elle pas assimilable alors à ces *opérations de nécessité,* à la suite desquelles le malade paraît quelquefois succomber plus tôt que s'il avait été laissé tranquille, comme lorsqu'il succombe au choc traumatique ? Et quel chirurgien pourtant hésitera, dans ces cas, à opérer sans délai ?

De plus, pour pouvoir incriminer logiquement la cure thermale elle-même, il faudrait aussi montrer en quoi l'eau sulfureuse (à Cauterets par exemple) a pu être *nuisible ;* et cela, d'après les détails journaliers de l'emploi de l'eau minérale et d'après les effets quotidiens observés. Croit-on, par exemple, indifférent de boire cha-

que jour telle ou telle dose de telle ou telle
source, indistinctement choisie, de faire ou de
ne pas faire une pulvérisation avec tel ou tel
appareil, d'une durée plus ou moins longue, de
gargariser indifféremment une ou plusieurs ver-
rées à telle ou telle fontaine, de prendre concurremment tel ou tel bain minéral, etc. ?

Il faudrait surtout comparer les faits malheureux dont on fait peut-être trop grand cas, avec
les faits heureux de la pratique thermale à Cauterets ou ailleurs ; et ces faits heureux ne man-
quent pas depuis les écrits de Bordeu. Il serait
vraiment étrange en effet que toutes les maladies
chroniques graves du larynx se soient donné
rendez-vous dans la célèbre cité pyrénéenne,
depuis plus d'un siècle, pour y *activer* leurs
lésions au lieu de les y *guérir* (1).

Il faudrait enfin, à l'aide de ces rapproche-
ments et de ces comparaisons qui ne peuvent
guère se faire utilement que *sur place,* arriver à
déduire la conduite à tenir dans des cas analogues ; voir, par exemple, s'il ne serait pas préférable de ne pas attendre si tard pour se décider
à conseiller la cure de la *Raillère* ou de telle
autre source renommée ; s'il ne conviendrait pas
aussi de laisser une plus grande latitude d'action

(1) Voyez : Œuvres de J. F. de Borie (1714), de
Bordeu (1746-1790), de C. Camus (1817-1854), de C.
Drouhet (1858) et des contemporains, pour la pra-
tique thermale à Cauterets.

au médecin thermal, en refusant au client ces
prescriptions de complaisance qui règlent d'a-
vance son traitement thermo-minéral, en limitent
la durée et gênent si souvent l'intervention expé-
rimentée du praticien responsable de l'action
thérapeutique des eaux sulfureuses.

Agir autrement, n'est-ce pas s'exposer à ne
voir qu'une des faces du problème clinique, et
formuler, par conséquent, des conclusions sans
valeur ?

D'autre part, malgré les beaux progrès de la
diagnose du larynx depuis l'usage du laryngoscope, est-il donc si facile de se prononcer encore
pratiquement d'une manière incontestable sur la
réalité ou l'apparence de la tuberculose du
larynx ? J'avoue, pour ma part, n'être pas encore
arrivé à ce degré de certitude, malgré le grand
nombre de cas de ce genre passés sous mes yeux
durant ma longue carrière.

Dans le doute, pourquoi se priver des bons
effets constatés depuis des années, auprès de certaines sources médicinales des Pyrénées (et en
particulier auprès des vieilles sources de Cauterets), dans la cure des maladies chroniques les
plus graves du larynx ?

En tous cas, priver de cette ressource ultime
de malheureux phtisiques voués à une mort cer-

taine, qu'une dernière illusion amènerait auprès
de ces sources bienfaisantes, où ils puisent souvent une survie de quelques semaines et même
de quelques mois, où ils gagnent au moins une
confiance et un espoir qui adoucissent leurs der-
niers moments, c'est peut-être agir de manière à
satisfaire une théorie préconçue, mais ce n'est ni
bien humain, ni bien pratique médicalement.

Il ne faudrait pas d'ailleurs exiger l'impossible,
et demander à Cauterets des miracles. Son action
thérapeutique est précise et précieuse ; mais,
comme toutes les meilleures médications, elle a
ses limites. Ce serait, par exemple, une erreur
de croire que cette action doit suffire, à elle seule,
à toute la guérison. Il faut au contraire que le
malade y aide par tous les moyens en son pouvoir, parmi lesquels le genre de vie, le climat,
l'hygiène thérapeutique, occupent le premier
rang.

De ce que la cure thermale la plus sûre, par
la méthode et la prudence de la direction, peut
être compromise par les imprudences ou l'indocilité d'un malade, doit-on en priver ceux qui
sauraient en recueillir tous les fruits ?

Et quel est enfin le moyen thérapeutique le
plus spécial qui ne compte ses insuccès ?

Quel est surtout le moyen curateur à préférer
à celui que l'on semble répudier aussi légèrement ? Je n'ai jamais vu, depuis plus de vingt-

cinq ans, s'aggraver, sous l'influence de la cure de Cauterets *sagement et lentement dirigée* aucun des nombreux phtisiques qui s'y rendent chaque été.

Les fautes de quelques imprudents ne sauraient infirmer un témoignage séculaire ; tout au plus devraient-elles servir à l'instruction et à la pratique des sages, comme dans le fait suivant :

Observation : — *Tuberculose laryngée terminée par la mort.* — Un Bordelais, de 40 à 45 ans, est venu, une année, me demander de le diriger au cours d'une saison destinée à guérir une *tuberculose laryngée* déjà parvenue à une période avancée. On sait l'absolue nécessité du repos d'un organe aussi délicat que le larynx, quant il porte des lésions aussi graves.

Le silence est alors aussi nécessaire aux cordes vocales ulcérées que l'immobilité à un fémur fracturé. Or, je n'ai jamais vu un homme plus loquace que ce malheureux Bordelais. Même dans mon cabinet, je ne pouvais obtenir qu'il me répondit par signes ou au moins par quelques monosyllabes. Son intempérance de langage était d'ailleurs la reproduction fidèle de son intempérance dans l'usage des Eaux. Il partit à jour fixe, au 21e jour, sans vouloir rien entendre, et sans même me régler mes honoraires que je n'ai jamais reçus. Il succomba quelques semaines après sa rentrée chez lui ; et j'ajoute qu'il ne pouvait guère en être autrement. Il reste à savoir ce qui serait arrivé, si le malade avait été plus docile, et plus intelligent de ses véritables intérêts.

C'est à ces malheureux que s'adressent ces

paroles de Chenu *(Essai pratique...* p. 22). « Il
y a des malades entièrement frustrés dans leurs
espérances et auxquels survient par l'usage des
Eaux un résultat opposé aux succès qu'ils dési-
raient ; il y trouvent la ruine de leur santé et y
abrégent le cours de leur vie. Mais cela arrive par
leur faute ; car ils y sont venus trop tard, les
viscères et parties nobles de leur corps étaient
déjà trop viciés et dépravés, leurs forces par trop
usées et débilitées, enfin ils en ont usé sans discernement et sans mesure, sans être préparés et
conduits par l'avis de quelque médecin expé-
rimenté. »

Des faits de ce genre, on ne saurait trop le
redire, ne peuvent infirmer la valeur des succès
annuels qui ont créé et maintiendront à Cauterets
mieux connu le concours de ces sortes de maladies, alors surtout que la thérapeutique ordinaire,
malgré les progrès si considérables que lui ont
apportés les études laryngologiques contemporaines, en est encore si pauvre et si tristement
impuissante.

$$\times \overset{\times}{} \times$$

Parmi les faits heureux de ma pratique thermale, je ne veux en citer qu'un seul. Celui-là est
incontestable par la sécurité du diagnostic, la
gravité des lésions, la simplicité de la cure

thermale, l'évidence de l'action minérale et la rapidité de la guérison.

N'existerait-il, en effet, que le fait dont on va lire les détails, il s'agirait évidemment de chercher à en multiplier les exemples. Or, et c'est là le véritable encouragement qui doit résulter de cette trop courte étude en un aussi vaste sujet, cette multiplication deviendra facile pour celui qui voudra bien tenir compte de cette dissertation.

Observation. — *Tuberculose laryngée et pulmonaire guérie par la cure thermale de Cauterets* (1874-1875).

Il s'agit d'un adulte de trente à quarante ans, dont le diagnostic a eu pour signataires les noms connus de Mandl, de Lasègue et de Martin-Damourette.

Voici les points importants de leurs consultations écrites :

« L'aphonie, dit Lasègue, s'est produite déjà en 1870 ; elle a cédé incomplétement et a reparu vers la fin de 1873. Depuis, elle a suivi une marche lentement progressive.

» Je n'hésite pas à croire qu'il s'agit d'une affection *diathésique* et non d'une simple irritation locale.

» Parmi les diathèses acquises, le *fracastorisme* est à éliminer.

» Reste la possibilité d'une constitution herpétique ou d'une prédisposition aux néoplasmes. *Je pense qu'il s'agit de cette dernière forme.* La lésion se propage aux bronches du côté gauche, en se limitant à la fosse sous-clavière gauche. Il existe, au niveau du sternum, et dans une petite étendue, de la matité complète, une respiration insuffisante et des mucus fins sous-crépitants, à bulles rares. A droite, la respiration est supplémentaire et presque bronchique.

» Le poumon en masse est parfaitement sain. Le malade tousse très peu, expectore seulement le matin et n'éprouve que peu ou pas de dyspnée.

» L'appétit est conservé ; il n'y a pas à noter de troubles digestifs; M. X... se sent fatigué, sans avoir maigri *(le malade avait une maigreur naturelle, l'habitus cachectique),* et le pouls indique un léger *mouvement pyrétique.*

» Dans ces conditions, et en supposant *au mieux* une affection herpétique du larynx, de la trachée et des bronches du sommet gauche, je considère les eaux de Cauterets comme particulièrement indiquées. Paris 3 juillet 1874. *Signé* : Prof. LASÈGUE. »

Le Dr Martin-Damourette, après avoir affirmé que le diagnostic précédent est, en tout point, conforme à celui qu'il avait porté lui-même, ajoute ces mots dans sa consultation écrite :

« Le caractère légèrement *pyrétique* de l'affection avait beaucoup attiré mon attention et me faisait penser que la médication devrait être instituée avec une grande réserve. »

Enfin voici l'opinion de Mandl :

« Mon malade est atteint d'une *phtisie laryngée.* Vous constaterez à première vue le *gonflement* et les *ulcérations* de l'épiglotte, du repli supérieur gauche, etc. Voix couverte, toux, 96 pulsations (il parait que le matin il y en a moins)...

» Je vous supplie en grâce de ne faire *aucun traitement local.* Ce pauvre garçon a été déjà martyrisé par des cautérisations répétées, et, bien entendu, il n'en a tiré aucun profit... »

On remarquera la forme différente des consultations *ouvertes* de Lasègue et de Martin-Damourette restées à la libre connaissance du malade, et de la lettre personnelle *fermée* de Mandl qui m'adressait le client à Cauterets. Lasègue et Martin-Damourette éloignent de l'esprit du malade les affirmations trop précises et surtout les mots de *tuberculose* et de *phtisie*. Mandl, qui n'a pas les mêmes ménagements à garder, prononce nettement les mots et décrit avec précision les lésions.

Ce client, arrivé le 15 juillet 1874 à Cauterets, fut mis au *quart* de verre de *Raillère* et de *Mauhourat*, chaque jour, avec augmentation graduée jusqu'a *demi* verre (cent grammes) de chaque source, matin et soir. Sauf une légère fatigue due à un dérangement intestinal passager et peu intense, tout alla bien, pendant les *quinze* premiers jours de la cure.

A ce moment, survinrent les signes réactifs ordinaires de la muqueuse laryngienne. De blafarde et flasque, elle devint sensiblement turgescente, et elle prit une teinte plus vivante, un peu rosée. Pendant ce temps, les forces du malade se relevaient sensiblement ; il prenait confiance ; et, si je ne l'eusse préalablement averti de la nécessité, de sa part, d'une grande docilité, et, de ma part, de beaucoup de prudence, il aurait résisté à mon conseil d'interrompre tout traitement thermal.

La cure fut donc suspendue pendant huit jours, à cause du degré de réaction de la muqueuse du larynx. Le malade alla passer ces huit jours à Pau, pour mieux éviter à la tentation de visiter les sources où il sentait puiser sa vie.

A son retour de Pau, la stimulation locale s'était atténuée ; mais l'aspect du larynx restait meilleur.

La cure thermale fut reprise, dans les mêmes conditions qu'au début, et continuée encore *quinze* jours.

La stimulation laryngée se reproduisit, mais ne dépassa pas les limites physiologiques. Au moment du départ, le larynx avait le meilleur aspect relatif, sans que ni le gonflement de l'épiglotte, ni les ulcérations eussent sensiblement diminué.

La *durée* de cette première cure thermale, par l'*eau de Raillère* en boisson, fut de *quarante* jours, repos compris.

Mon client partit très content, plein d'espoir et de confiance ; son état général était très amélioré ; il alla passer l'hiver en Egypte.

L'été suivant, il revint à Cauterets dans d'excellentes conditions relatives.

L'intérieur du larynx conservait une teinte remarquable de vitalité.

Les ulcérations étaient à peine perceptibles ; le gonflement de mauvaise nature, signalé par Mandl, était presque entièrement disparu.

La seconde cure thermale (toujours par l'*eau de Raillère*), très surveillée, comme la première, fut moins longue. Les réactions du larynx furent moins intenses que l'année précédente ; il fut à peine nécessaire de suspendre la cure, par prudence, pendant un ou deux jours. Cette cure ne dura que *vingt-sept jours*, tout compris.

L'amélioration fut extrême. Le larynx revint à l'état normal.

Le malade partit guéri, pour revenir passer un second hiver en Egypte.

Ce second hivernage assura la guérison.

Cette guérison se maintenait encore *six ans après*, d'après des renseignements reçus en 1881.

Dans ce cas remarquable, la *stimulation phy-*

siologique par la cure thermale de Cauterets a été sensiblement disciplinée, et elle a servi d'agent curateur. Il n'y a jamais eu trace d'*excitation*.

Cette excitation n'aurait pas manqué de se produire, si le malade eût été soumis à des doses plus fortes de boisson, à des topiques laryngiens (pulvérisation, etc.,) à de grands bains minéraux, à des douches. La susceptibilité nerveuse était en effet, des plus impressionables, comme elle l'est toujours dans ces cas délicats.

En dehors de sa petite dose de boisson (deux verres *maximum* par jour, dont un de *Raillère* et l'autre de *Mauhourat*, en tout *quatre cent grammes* d'eau sulfureuse), je ne lui permettais que quelques gorgées (et à la fin une seule verrée) de gargarisme avec l'eau de *Raillère*, et un *pédiluve révulsif* de cinq à huit minutes à l'eau courante de *César* (43° c.)

Mais il est bon de remarquer que la durée de sa cure dépassa sensiblement, chaque fois, les *vingt-un jours empiriques*, si déplorablement imposés par la routine à toutes nos cures thermales. J'ai signalé, dans un autre travail (1), l'extrême importance de la *durée* des cures thermales pyrénéennes. C'est surtout dans les cas graves et délicats, du genre de ceux de la *phtisie du larynx*, que la limite de la *durée* doit être entièrement laissée à l'appréciation du médecin

(1) *Revue médicale de Toulouse,* 1888 Nᵒˢ 9 et 10.

thermal. Lui seul doit rester le jugé du degré d'action thermo-minérale à utiliser; c'est lui qui doit mesurer ce degré d'action au cas particulier à traiter, choisir et limiter les agents thermo-minéraux, ralentir ou même suspendre momentanément tout ou partie de. la cure thermale. Tout cela demande beaucoup de temps, pas mal de tact et une grande et minutieuse surveillance. Trop peu de malades en comprennent l'importance; trop de malades au contraire préfèrent rechercher et suivre le conseil d'un tiers, souvent du plus incapable, et n'aboutissent ainsi qu'a des désastres qu'ils auraient pu facilement, avec plus de patience et de docilité, transformer en belles victoires.

Tous les malades, en effet, ne sont' pas les mêmes; chacun d'eux réagit à sa maniére; chaque cure thermale a ses nuances personnelles en rapport avec le degré de la maladie et la susceptibilité du malade; et le succès dépend de la maniére d'utiliser l'Eau minérale. Toutes les cures thermales de phtisie du larynx ne sont pas toujours aussi simples dans leurs moyens d'actions balnéaires que celle du cas présent.

Ce qu'il faut surtout bien surveiller et, par conséquent, bien connaître, pendant les cures à Cauterets de la tuberculose laryngée, ce sont les réactions locales de la muqueuse du larynx, sous la double influence de l'eau de *Raillère* en bois-

son, et en lavages topiques (gargarismes, pulvérisations, etc.). Les applications locales méritent
surtout la plus minutieuse attention ; c'est le plus
souvent leur abus qui provoque les accidents congestifs de la muqueuse du larynx, en deçà desquels la stimulation doit toujours s'arrêter.

Dans son *Cours de Thérapeutique*, A. Gubler a
fait voir avec netteté ces degrés dans l'action thérapeutique, selon que l'on veut obtenir la *tonicité*,
la *stimulation*, ou *l'excitation*.

« Prenez, dit-il, par exemple la strychnine :
quand vous en employez *très peu*, vous augmentez
le pouvoir excito-moteur. Mais si vous dépassez
la mesure, si des doses un peu trop élevées inter-
viennent, alors ce n'est pas une *augmentation*
de la *force radicale*, c'est une véritable *excitation*
que vous produisez. Alors il y a dans les muscles
des décharges spontanées, brusques, produites
par *quelque chose qui primitivement n'est qu'un
tonique.* » (1)

Dans les maladies chroniques graves du larynx
ou des organes respiratoires, l'action thérapeutique de l'eau de la *Raillère* peut être rapprochée
de l'action des *toniques* sur les *forces radicales*
de l'économie. — Comme les *toniques* dont parle
Gubler, l'eau de la *Raillère* parait avoir « le pouvoir *d'introduire de la force* dans les organes qui
en ont besoin « (p. 28) ; elle rentrerait ainsi

_____

(1) A. Gubler: *Cours de Thérapeutique*, 1880 p. 30.

dans la catégorie des substances que ce thérapeu-
tiste éminent a appelées « dynamisantes », comme
le sont la plupart des eanx minérales. « Les eaux
minérales, dit-il, lorsqu'elles sourdent des entrail-
les de la terre, avec une constitution particulière
qui leur a valu le nom de *vivantes*, apportent à
la surface non seulement de la chaleur, mais aussi
de l'électricité. » — Introduites dans l'économie,
ces substances médicamenteuses naturelles *cédent*
en réalité *de la force* à nos organes, et sous l'influence de cette action spéciale dynamisante, « il
se fait des modifications structurales dans nos
organes ; nos tissus passent à de véritables états
allotropiques. » (p. 16, 17). — Ils se *réparent*,
quand ils ont été *altérés*.

Mais, pour obtenir tout son effet thérapeutique
et rien que cet effet, pour rester seulement utile
et favorable, cette action de l'eau de la *Raillère*
doit être soigneusement ménagée ; elle doit être
exactement réglée et ne pas dépasser certaines
limites qu'il faut apprendre à bien connaître. Une
observation sagace des faits heureux comparés aux
faits malheureux permet au praticien d'arriver à
cette précision relative. Un ensemble de signes tirés
de l'état général, de l'état local fonctionnel et de
l'état anatomique des parties malades, lui fournit
l'indication de modérer, de suspendre, ou même
d'arrêter tout-à-fait l'influence thermo-minérale
modificatrice, assez à temps pour que celle-ci reste

favorable et n'atteigne pas le degré au delà duquel elle pourrait cesser d'être favorable et devenir même nuisible par l'*excitation congestive* qui en serait la conséquence probable.

J'ai, depuis longtemps, signalé ces particularités de pratique thermale, dans les dernières éditions de ma *méthode pratique du* GARGARISME LARYNGO-NASAL (1).

On doit donc diriger sans les craindre les réactions laryngiennes. La suspension momentanée de la cure, l'emploi rationnel des demi-bains minéraux à 35° c. au moins, des pédiluves à eau courante (43° c.), des douches chaudes sur les membres inférieurs, sont, à Cauterets, les moyens faciles de cette direction. Le silence absolu est aussi de rigueur pendant ces cures délicates; et combien peu de malades consentent à s'y soumettre?

En général, les réactions laryngiennes franches, à marche rapide, bien proportionnelles à la sollicitation balnéaire, sont celles qui donnent les meilleurs, les plus prompts et les plus durables résultats. L'observation précédente en fournit une preuve saisissante.

Qu'ajouter maintenant à l'exposé qui précède?

(1) 4e édition, 1889, p. 133 et passim ; 3e édition, 1881, p. 136 et passim.

Le cas ci-dessus résume réellement, à lui seul, toute cette dissertation.

Nombreux sont les cas analogues ; et, s'ils n'ont pas tous la même certitude de diagnostic, ils n'en confirment pas moins la preuve de la puissance singulière de l'eau de la fontaine *Raillère* (associée ou non à l'eau de la source *Mauhourat*), prise *sur place* et prudemment maniée, contre la *tuberculose du larynx*, « la vraie phtisie laryngée ». Que de médecins j'ai rendus témoins de faits de ce genre, quelquefois sur eux-mêmes ! — Toutes les sources sulfureuses pyrénéennes, réputées dans la cure des maladies du larynx, fourniraient aussi, j'en suis convaincu, bon nombre de faits analogues.

Or, par une singulière coïncidence, ce sont les laryngologistes, qui ne sont pas encore venus étudier Cauterets et les Eaux pyrénéennes sur place, qui en contestent les beaux résultats. Leur bonne foi ne pouvant être mise en doute, il faut admettre qu'ils n'ont eu sous les yeux que des documents incomplets et insuffisants ; et c'est reconnaître, une fois de plus, la pénurie de la littérature médicale auprès des stations thermales, où les vieux patriciens n'écrivent pas assez et d'où n'émanent trop souvent que des études hâtives ou trop industrielles pour avoir quelque crédit.

Après ce qui précède, il n'est donc plus permis de dire :

« Donner des eaux sulfureuses dans la tuberculose laryngée, c'est fournir un engrais à une terre parfaitement ensemencée et qui renferme des germes qui ne demandent qu'à se déveloper » (1).

Car, nous pourrions aussi répondre, d'après une expérimentation analogue également sortie du « laboratoire de l'imagination » : Pour nous, dans la tuberculose du larynx, l'eau sulfureuse de *Raillère* agit à la fois des deux maniéres les plus précieuses contre la prolifération du bacille de Koch :

1º En stérilisant le terrain organique qui devient réfractaire au développement du bacille ;

2º En tuant directement le bacille déjà développé.

Mais les cas malheureux incriminés ?

Eh ! bien, il faut reconnaître que l'action thermo-minérale est arrivée trop tard :

Tantôt elle a pu, en exagérant imprudemment sa stimulation salutaire, accroître, au lieu de l'éteindre, la réceptivité du terrain organique qu'elle a contribué à trop appauvrir.

Tantôt elle a pu provoquer les perturbations ultimes auxquelles l'organisme ne pouvait plus résister.

(1) *Revue médicale de Toulouse,* 1887, p. 364. et *Revue mensuelle de laryngologte,* 1888, p. 359.

En résumé, pour mener à bien, à Cauterets, la cure thermale de la *tuberculose laryngée*, il faut d'abord connaître à fond la marche de cette redoutable maladie, ses tendances et ses modes divers de terminaison; — avoir l'expérience du médicament thermo-minéral, des propriétés singulières de l'eau sulfureuse de *Raillère* sur la vitalité de l'organe vocal et de l'appareil respiratoire tout entier, — et savoir enfin *mesurer au cas particulier à traiter* l'action stimulante, trophique et résolutive à la fois, du médicament naturel, spécial à Cauterets.

Quand au traitement thermal, voici comment on peut en résumer la formule.

Au début de la cure, de faibles doses, en boisson, d'eau de la *Raillère*, associée ou non à la boisson de doses égales d'eau de *Mauhourat* (selon l'état des fonctions digestives). Ces doses deviendront lentement progressives; et, selon la réaction plus ou moins énergique obtenue sur les parties malades, elles seront suspendues, une ou deux fois, au cours du traitement, pour un temps plus ou moins long.

Quelques gargarismes quotidiens prudents, rapides et peu abondants, avec les mêmes fontaines minérales;

Un bain de jambes, quotidien ou non, à eau courante de *César* (43° c.), comme révulsif;

Plus rarement et dans le même but, un demi bain ou même un bain entier de 15 à 25 minutes, 34° c. à l'eau de la *Raillère*, quotidien ou non ;

Telle me parait devoir être la meilleure règle du traitement hydro-sulfureux de la *tuberculose laryngée*, à Cauterets.

CONCLUSIONS

A l'encontre des idées déjà émises par quelques laryngologistes, nous formulons, à notre tour, les affirmations suivantes :

1° Bien que dites *sulfureuses*, certaines eaux thermales des Pyrénées, en particulier les eaux thermo-minérales de Cauterets, bien maniées, exercent une action thérapeutique que l'on ne saurait identifier à celle des *sulfureux*, envisagés d'une manière générale ;

2° Parmi les fontaines médicinales de Cauterets, il en est (et ce ne sont pas les *moins sulfureuses*), qui exercent primitivement une action sédative, antipasmodique, hyposthénisante, antiphlogistique, puisque, employées en bains, elles éteignent directement la chorée, l'hystérie, l'eczéma humide, les névralgies rhumatismales (fontaines *Petit-Saint-Sauveur, Pause-Vieux, Le-Bois*).

3° Parmi les fontaines médicinales de Cauterets, il en est une qui exerce une action très remarquable sur l'innervation et la nutrition ; elle les régularise et les *stimule* de manière à rétablir les fonctions organiques générales, perverties ou épuisées par les dyscrasies les plus graves, telles que la *tuberculose*.

Cette fontaine exerce, de plus, une action élective des plus singulières et des plus favorables sur la vitalité et l'innervation nutritive des organes respiratoires, en particulier de la muqueuse laryngo-bronchique et de la muqueuse du pharynx et des fosses nasales (fontaine *Raillère*).

4o Employée en boisson, en bains, ou, topiquement sur la muqueuse accessible des voies laryngo-bronchiques, en pulvérisation, gargarisme, etc., utilisée seule ou associée avec d'autres sources sulfureuses de Cauterets, l'eau de la fontaine *Raillère* peut améliorer et guérir la *phtisie laryngée* la plus authentique, même à une période avancée.

TABLE DES MATIÈRES

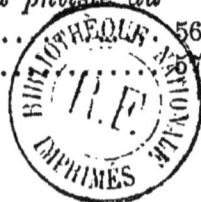

PAU. — IMPRIMERIE VERONESE, G. CAZAUX, SUCCESSEUR.

240

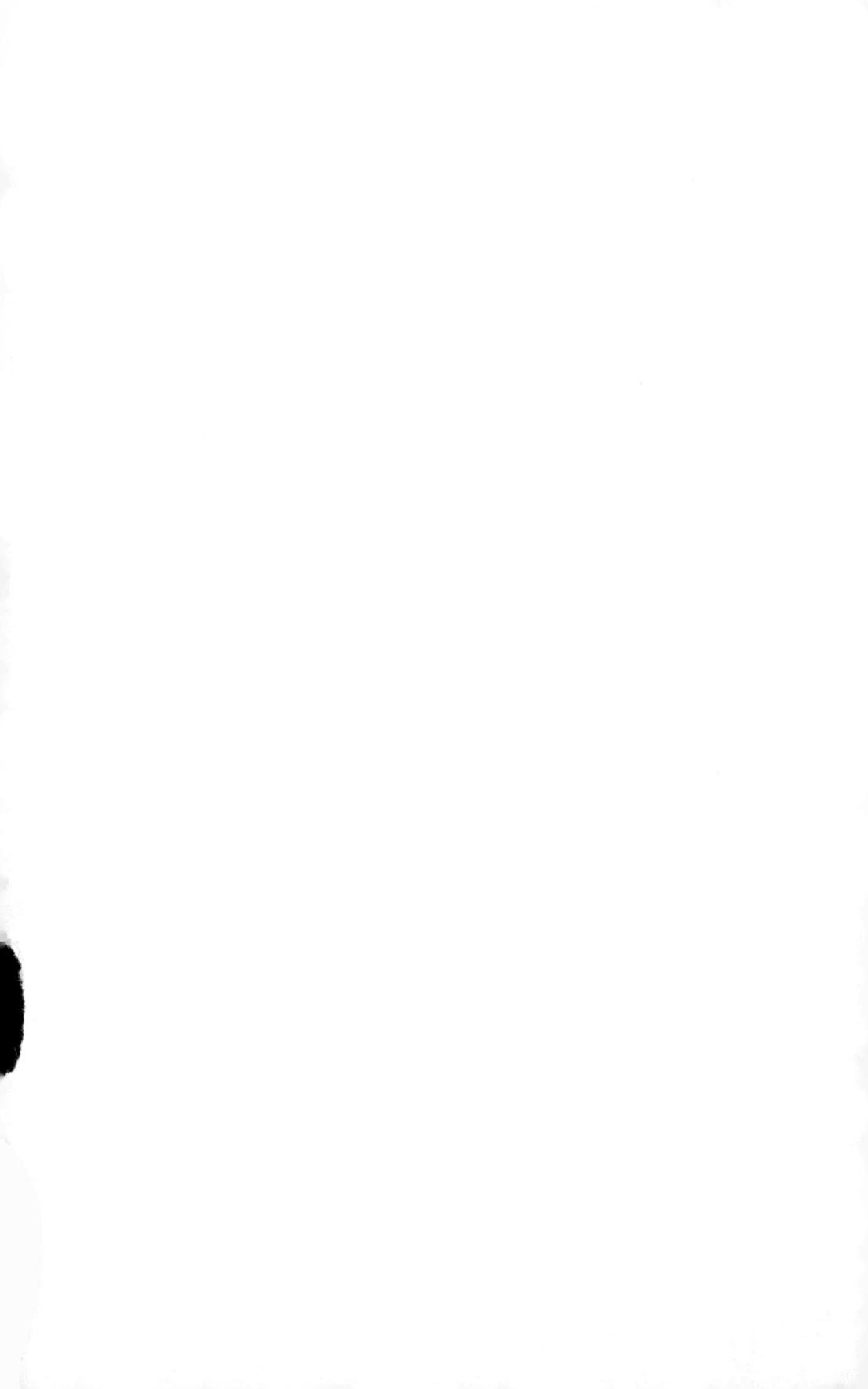

www.ingramcontent.com/pod-product-compliance
Lightning Source LLC
Chambersburg PA
CBHW070805210326
41520CB00011B/1843